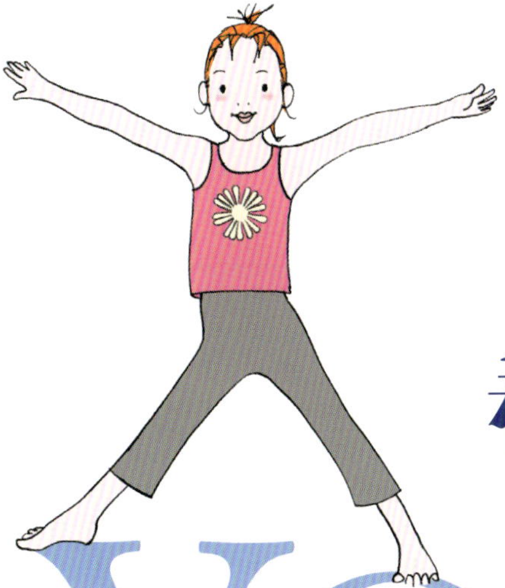

看我做瑜伽

YOGA

[美]波比·克蕾奈尔(Bobby Clennell) 著

欧梅 译

海南出版社

·海口·

图书在版编目（CIP）数据

版权合同登记号：图字：30-2018-159 号
看我做瑜伽 /（美）波比・克蕾奈尔
(Bobby Clennell) 著；欧梅译．-- 海口：海南出版社，
2019.5

书名原文：Watch Me Do Yoga
ISBN 978-7-5443-8662-3
Ⅰ．①看… Ⅱ．①波… ②欧… Ⅲ．①瑜伽 - 儿童读
物 Ⅳ．① R793.51-49

中国版本图书馆 CIP 数据核字 (2019) 第 053604 号

看我做瑜伽

作　　者：［美］波比・克蕾奈尔（Bobby Clennell）
监　　制：冉子健
责任编辑：张　雪
策划编辑：洪紫玉
责任印制：杨　程
印刷装订：北京天宇万达印刷有限公司
读者服务：武　铠
出版发行：海南出版社
总社地址：海口市金盘开发区建设三横路 2 号 邮编：570216
北京地址：北京市朝阳区黄厂路 3 号院 7 号楼 102 室
电　　话：0898-66830929 010-87336670
电子邮箱：hnbook@263.net
经　　销：全国新华书店经销
出版日期：2019 年 5 月第 1 版　2019 年 5 月第 1 次印刷
开　　本：787mm × 1092mm　1/24
印　　张：1.5
字　　数：20 千
书　　号：ISBN 978-7-5443-8662-3
定　　价：29.80 元

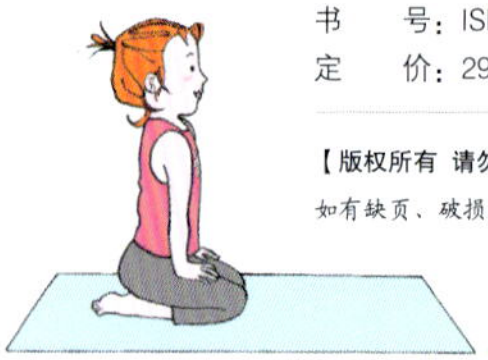

写在前面

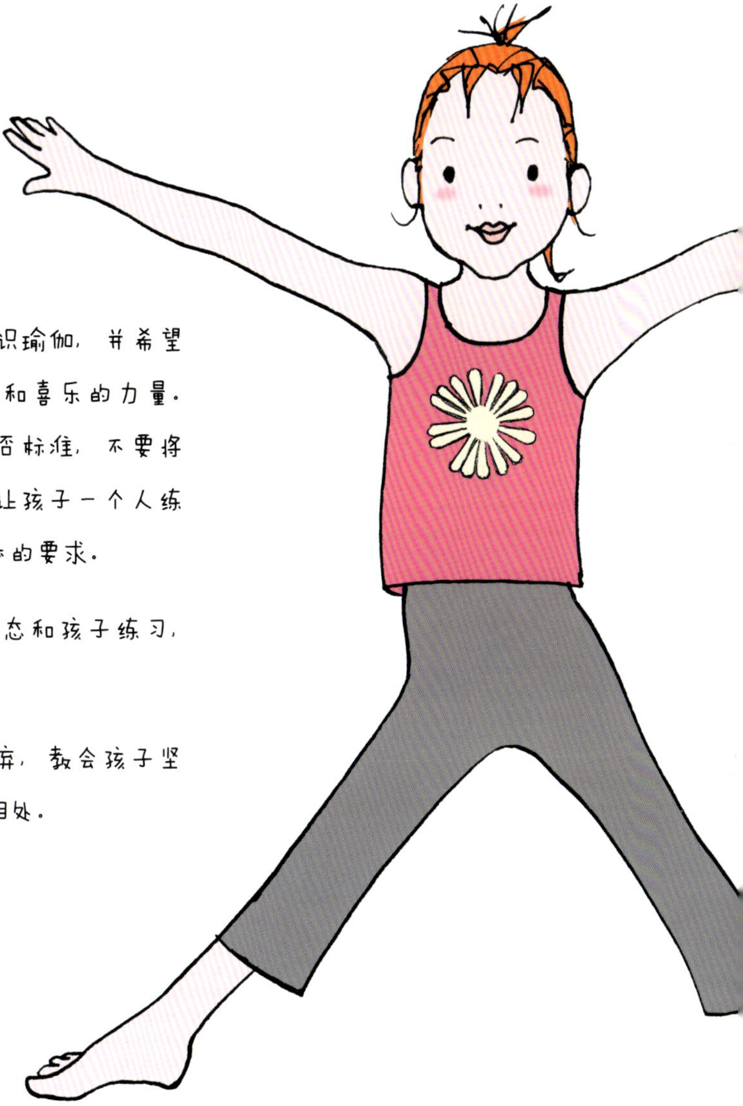

本书的目的是帮助孩子认识瑜伽，并希望通过瑜伽带给孩子专注、智慧和喜乐的力量。所以，不必纠结孩子的动作是否标准，不要将兴趣变成无聊的课程，也不要让孩子一个人练习，和孩子一起练习是本书基本的要求。

一定要以轻松、愉悦的心态和孩子练习，每次练习时间至少要 20 分钟。

只要开始，就不要轻言放弃，教会孩子坚持，就是教会孩子如何与世界相处。

扫码观看亲子瑜伽示范视频

鸣谢 艾扬格瑜伽学院

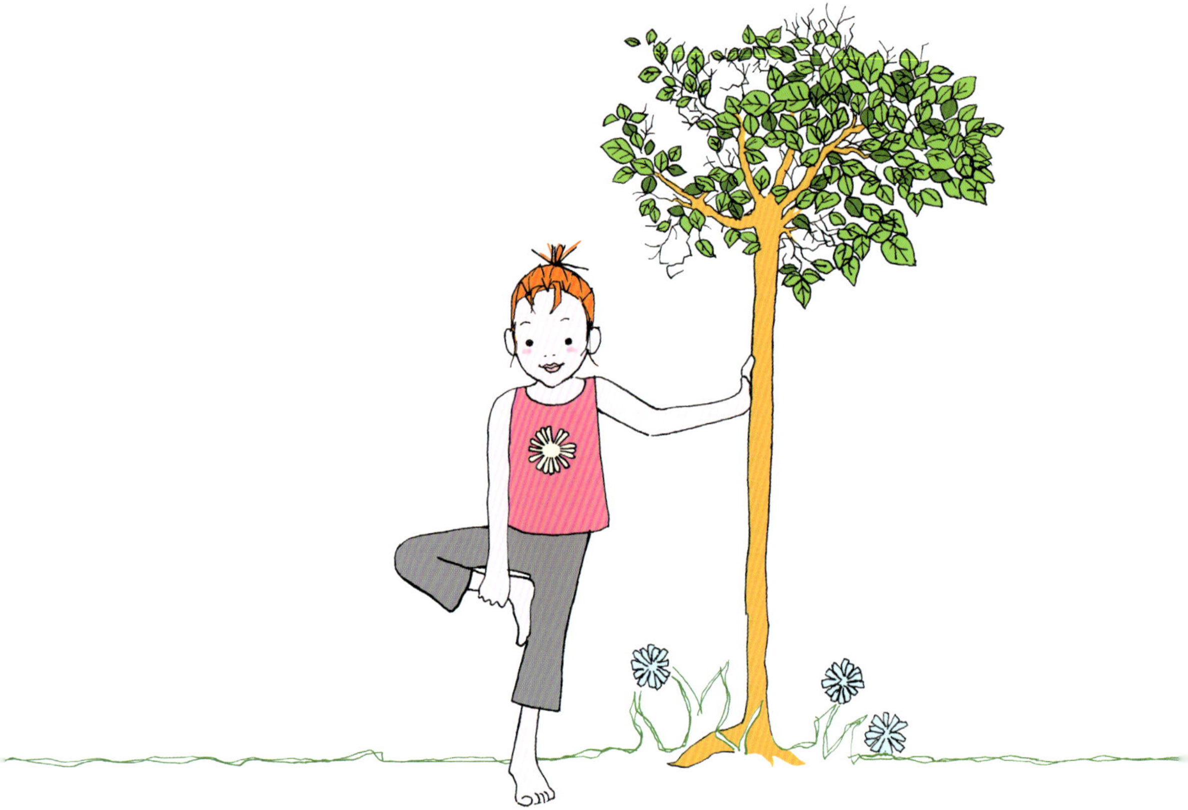

我喜欢用一条腿站立，

I like to stand upon one leg,

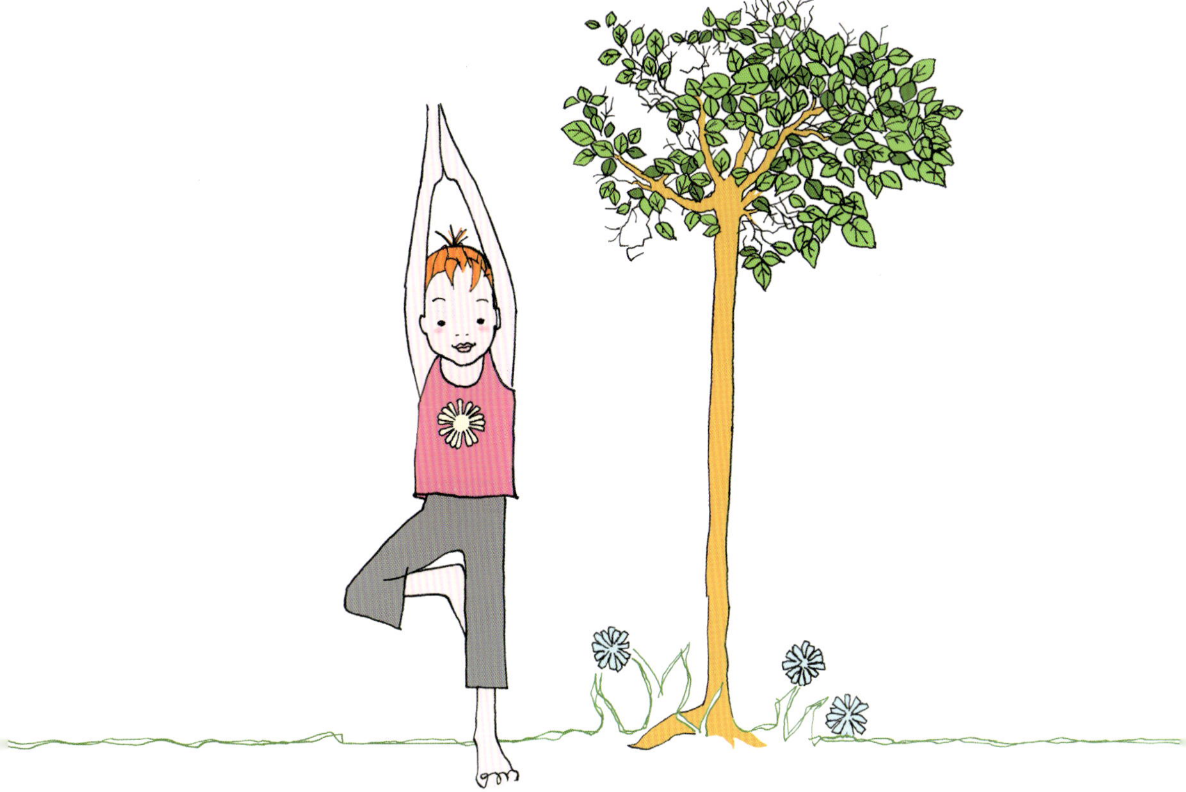

假装自己是一棵树，

pretending I'm a tree,

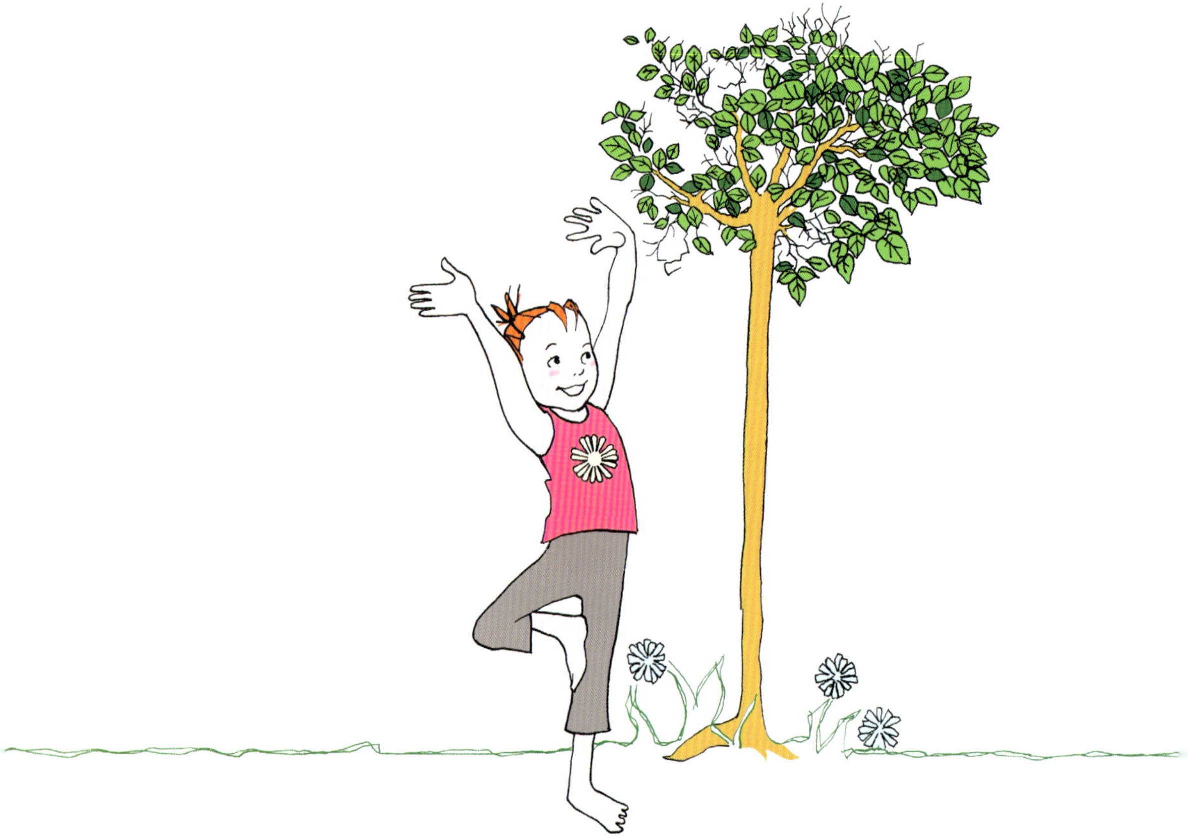

然后挥动双臂。

and then I wave my arms about.

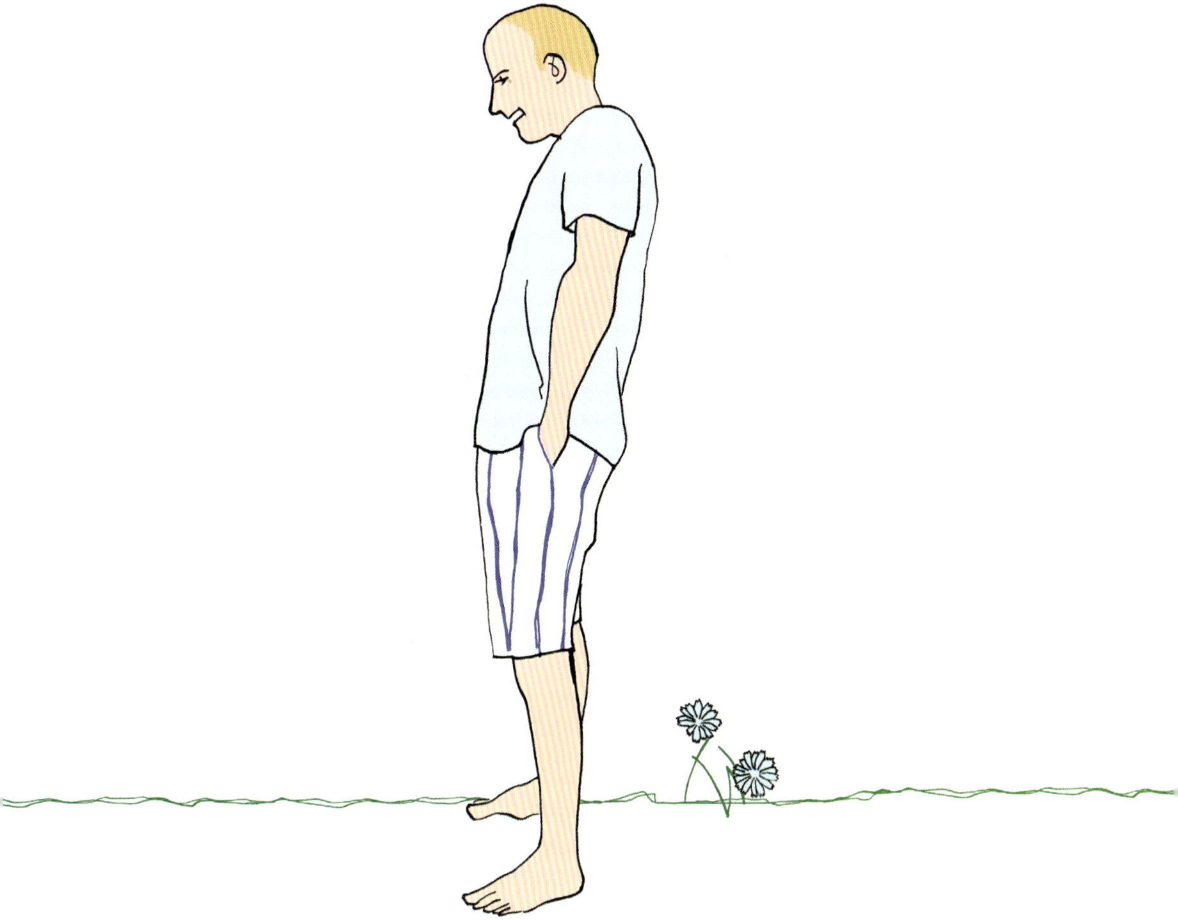

嗨，爸爸，看看我！

Hey, Daddy, look at me!

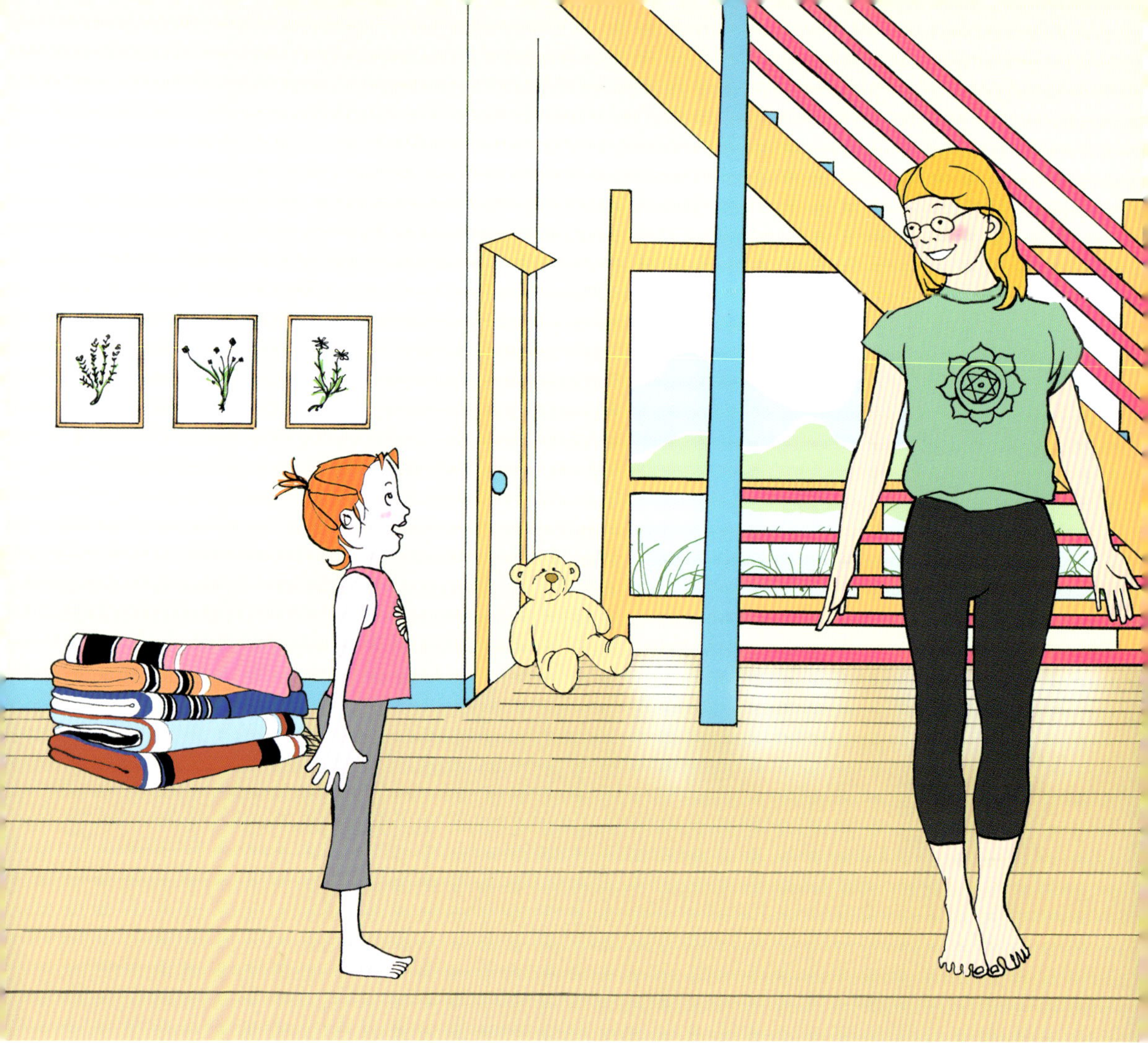

我和妈妈一起练习山式，

I practice Mountain Pose with Mom,

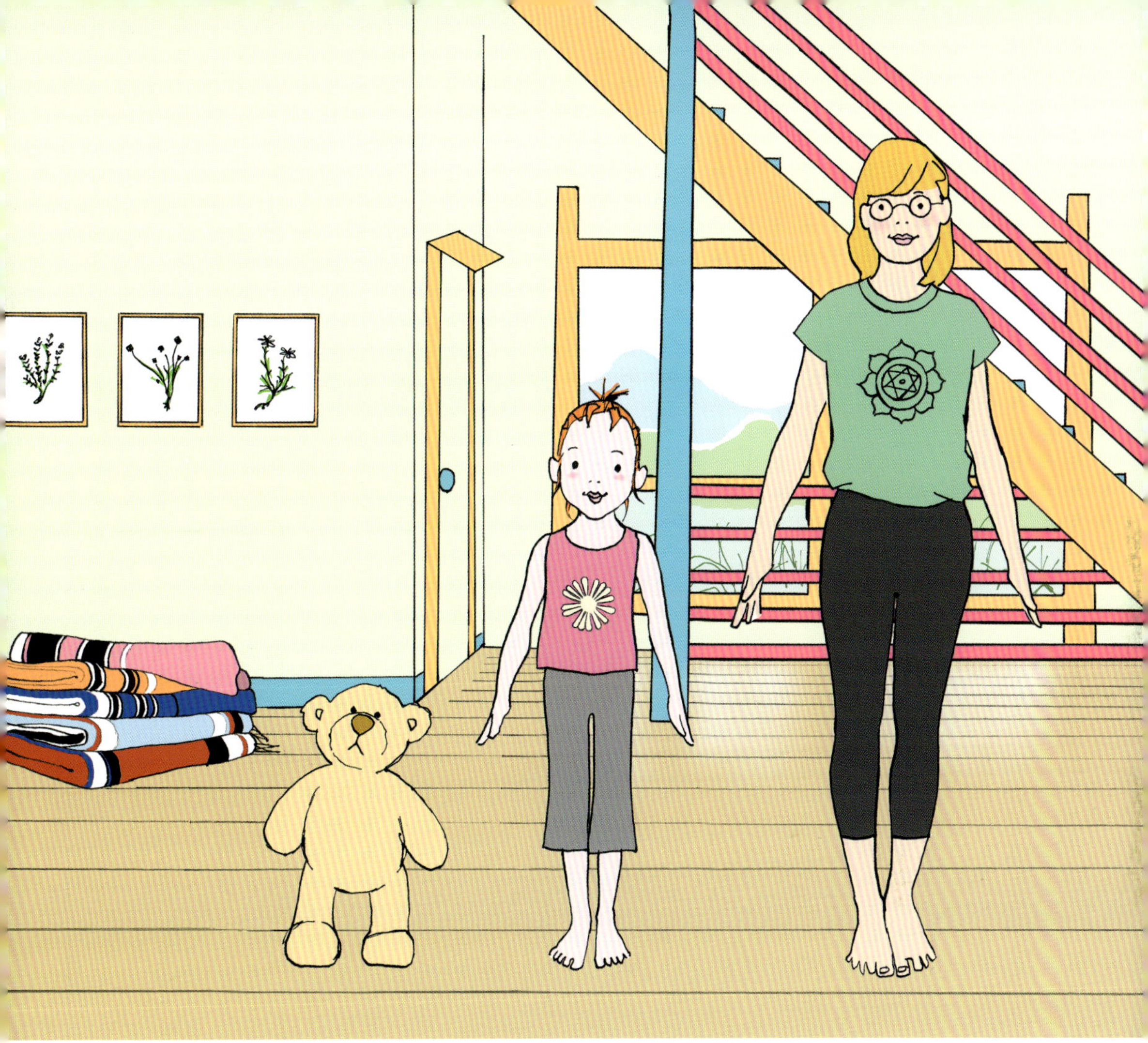

我俩都站得又直又高。

we both stand straight and tall.

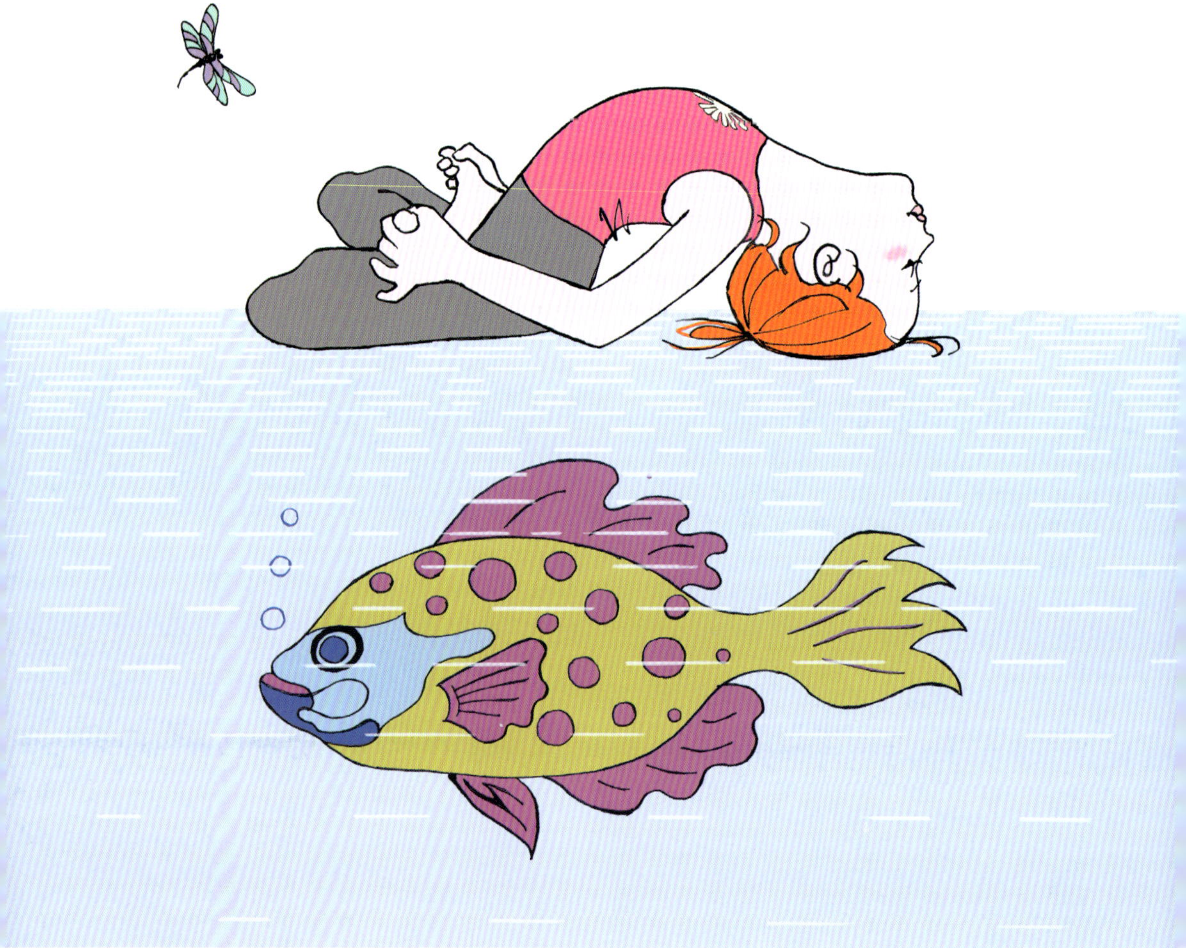

然后我变成一条鱼，

And then I'll be a swimming fish,

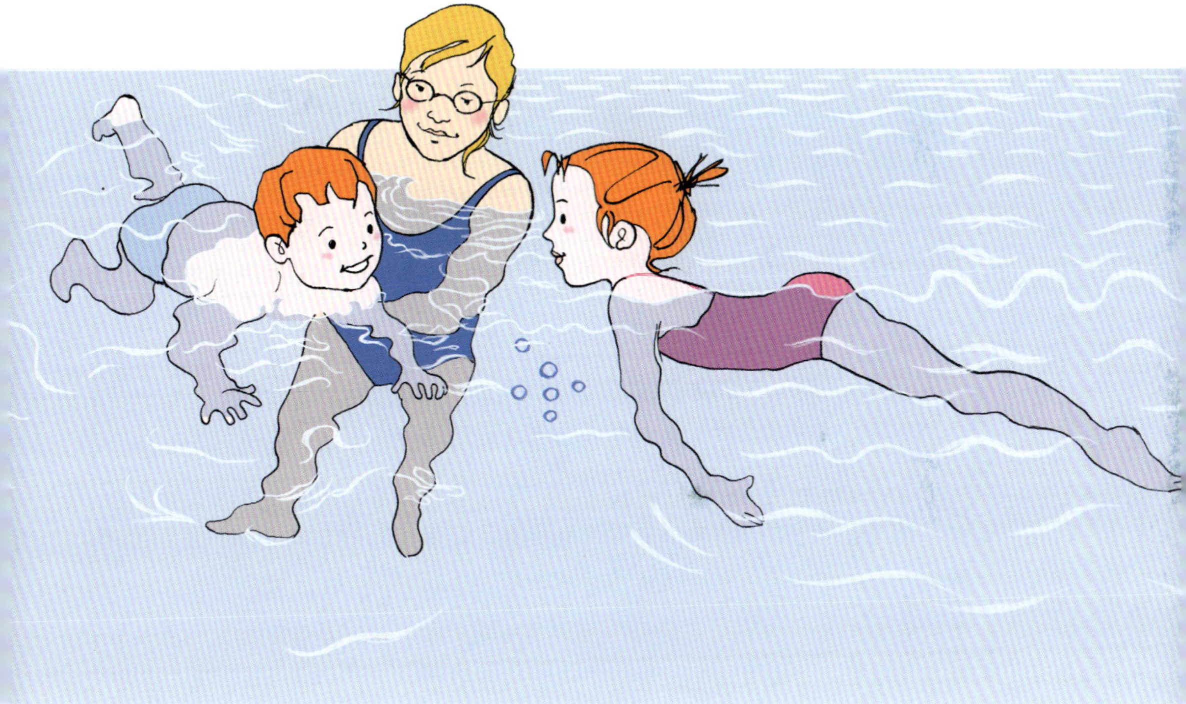

和弟弟保罗一起游泳。

with little brother Paul.

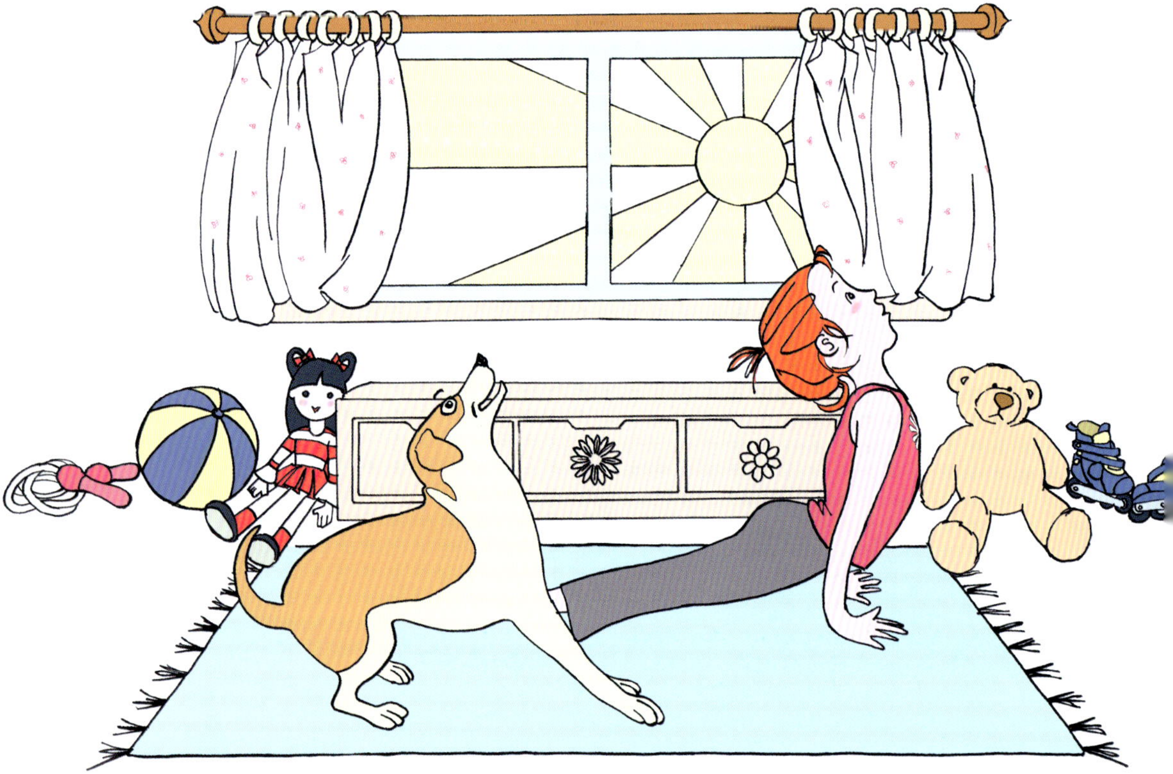

我和狗狗一起迎接太阳，

太阳啊，你今天好吗？

My dog and I, we greet the sun,

and how are you today?

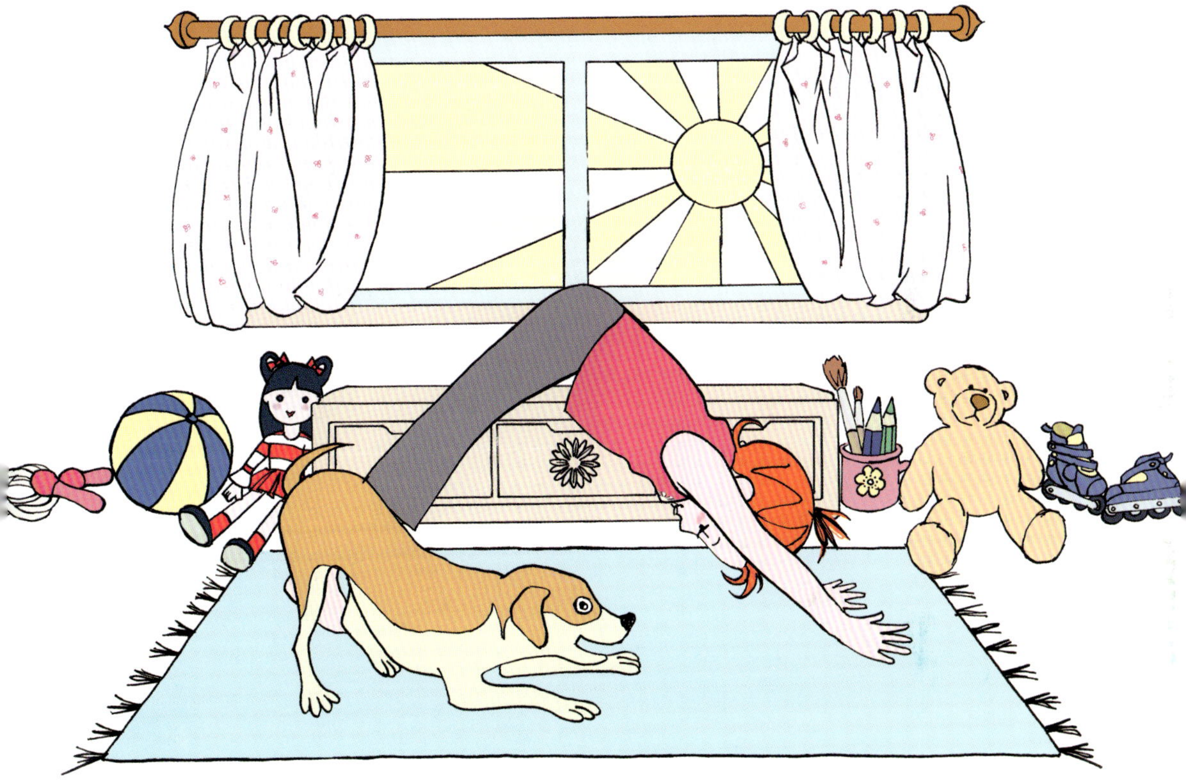

然后我们练习下犬式，

练完再去玩耍。

And then we practice Downward Dog,

before we go and play.

等等

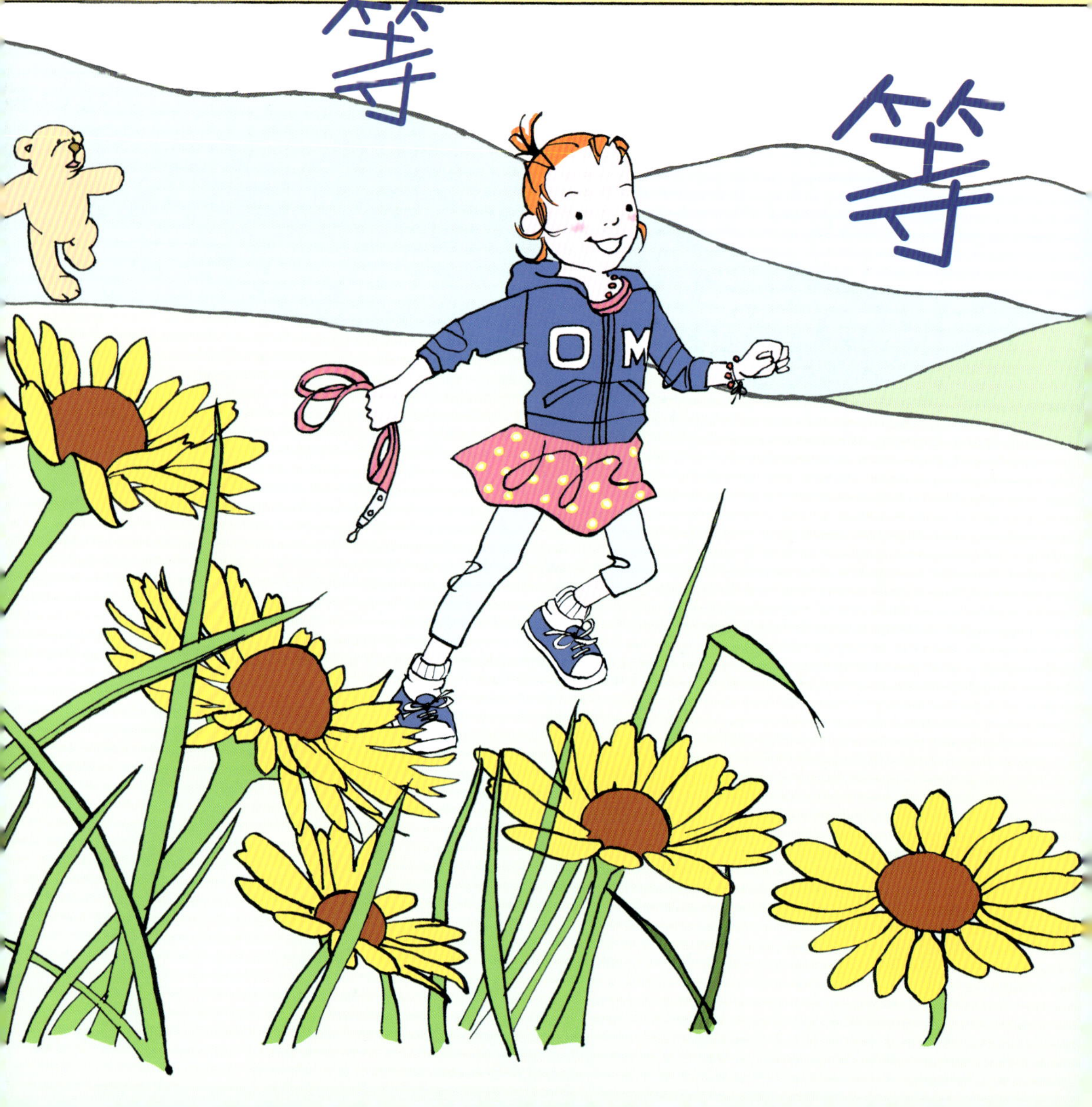

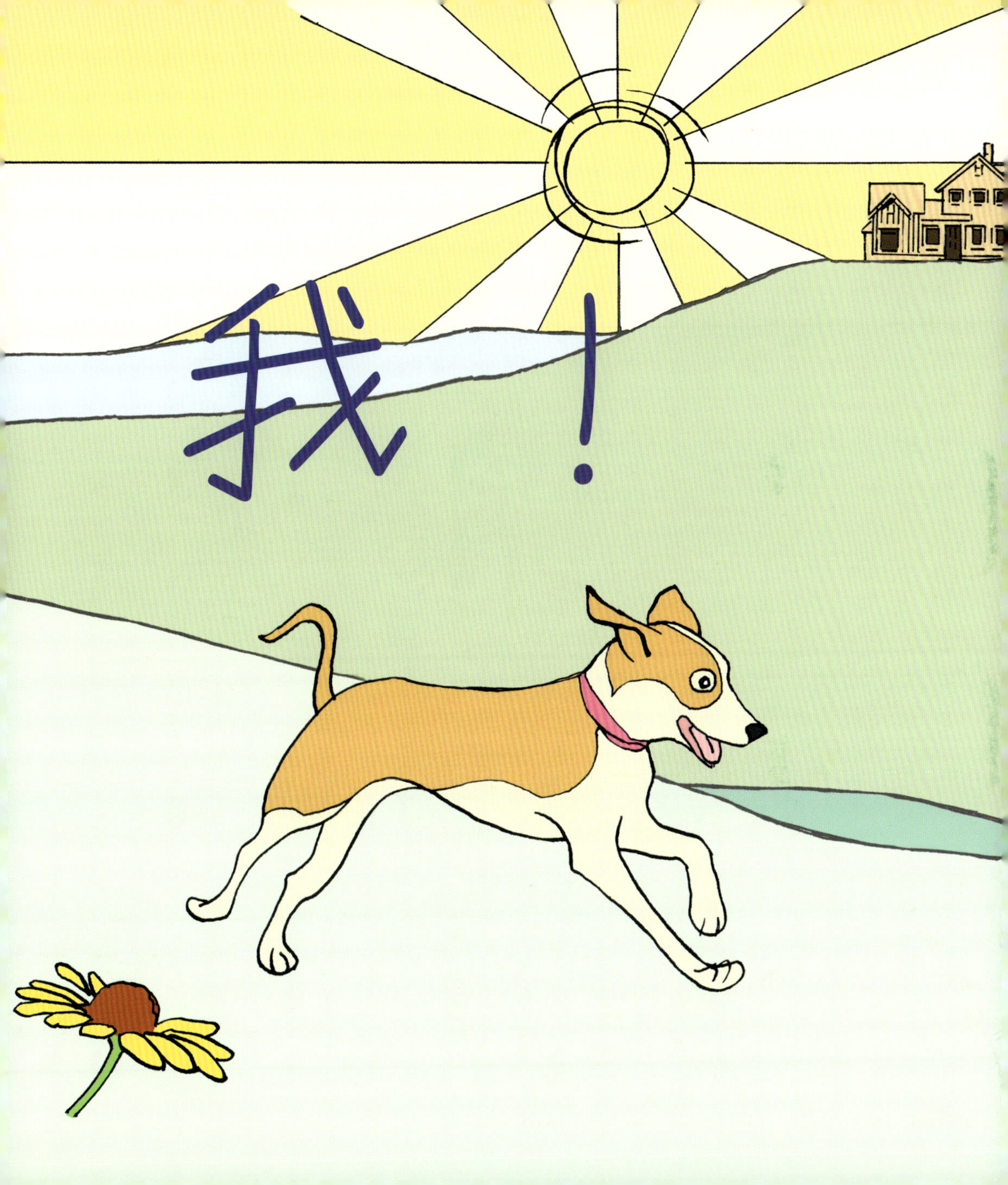

我！

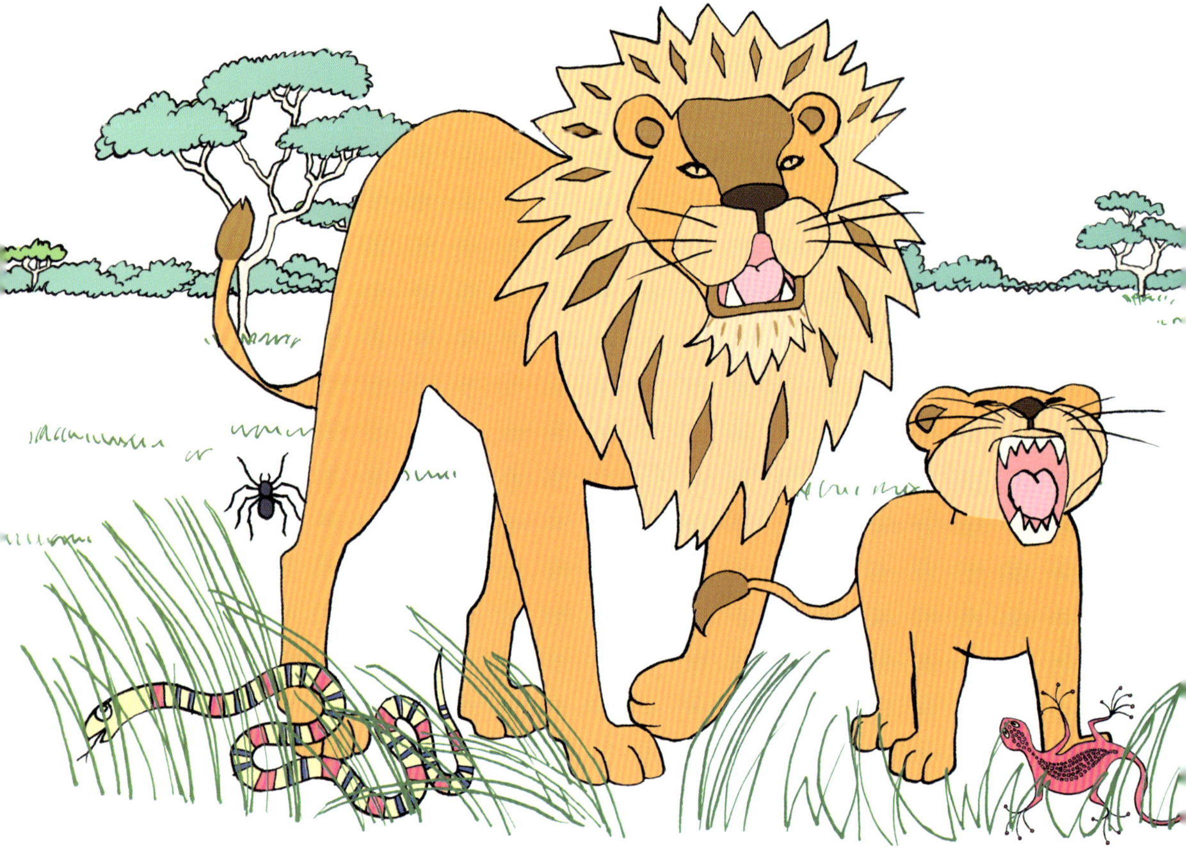

爸爸，我们一起做狮子式吧。

Daddy, let’s do Lion Pose.

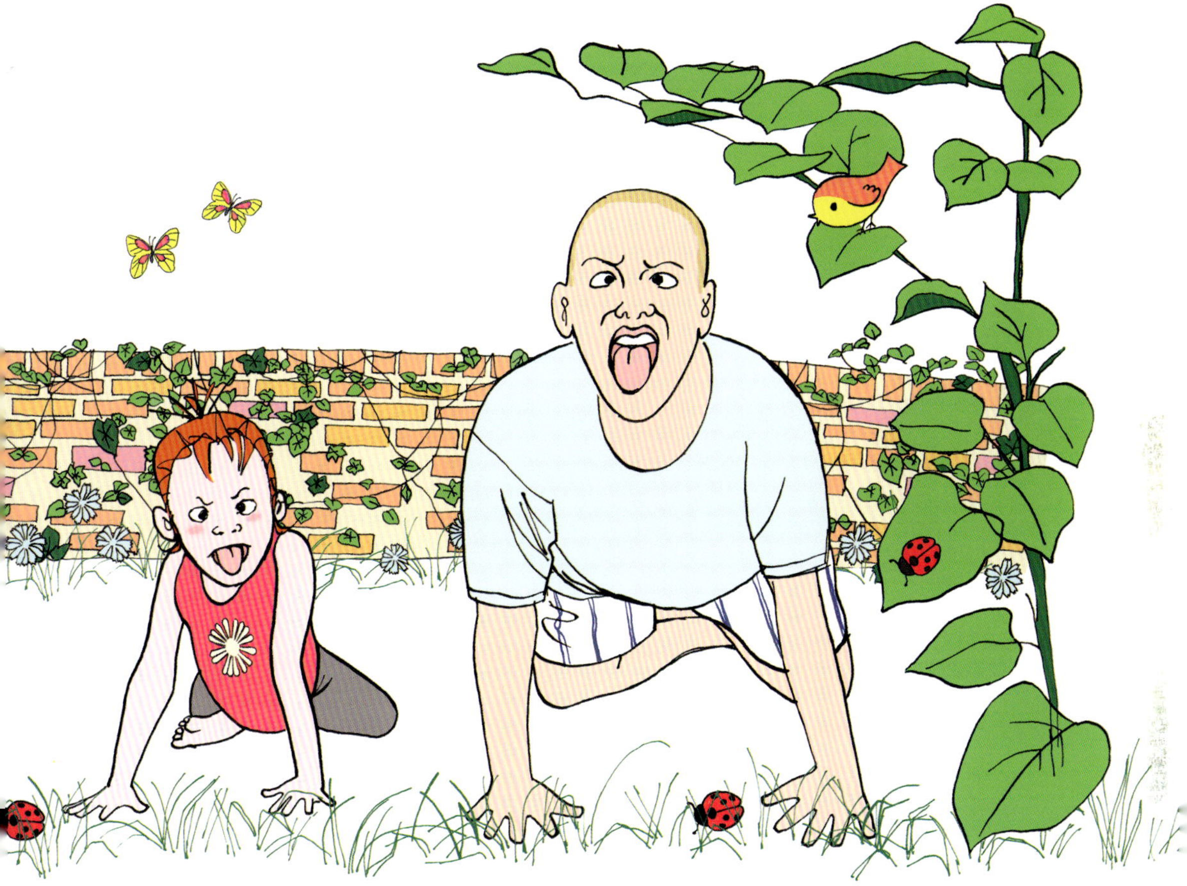

伸出舌头，然后发出吼叫声！

Stick out our tongues and roar!

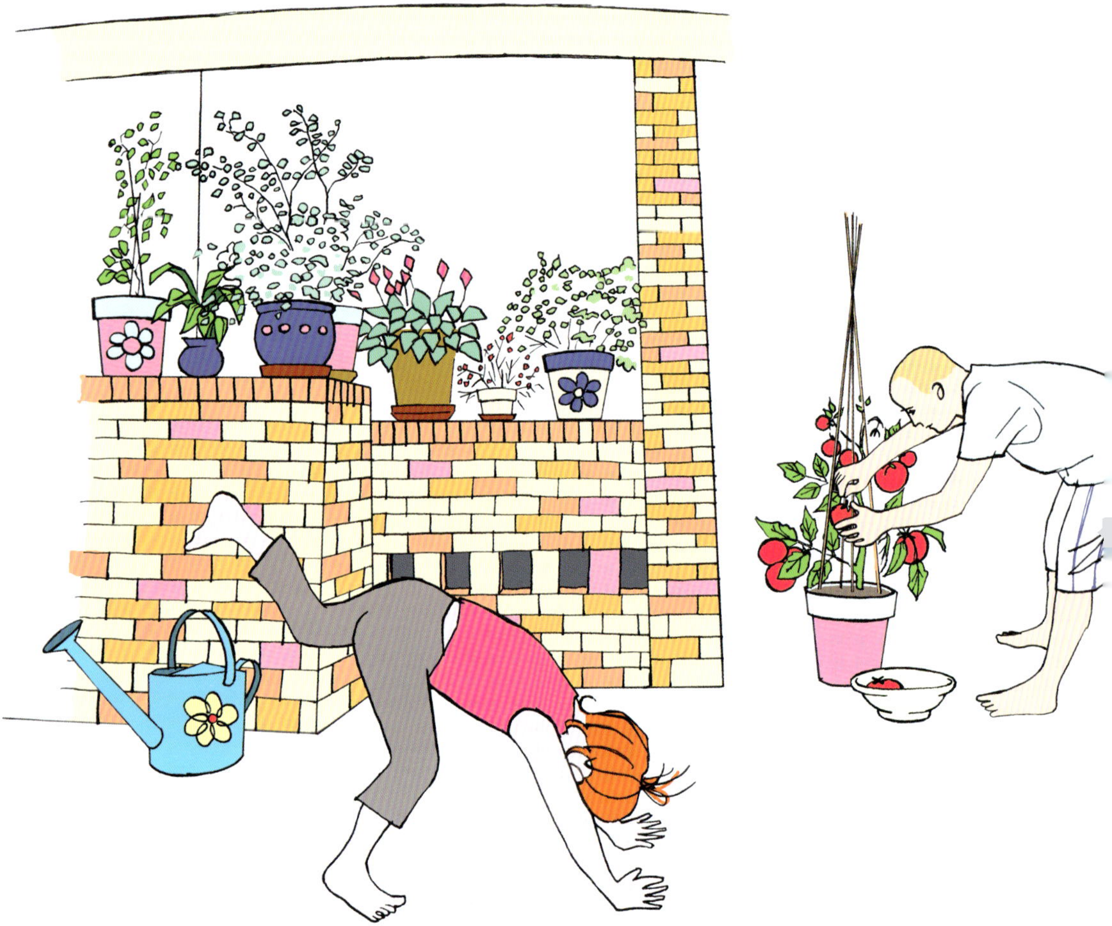

爸爸，能帮我做倒立吗？

Then could you hold me upside down?

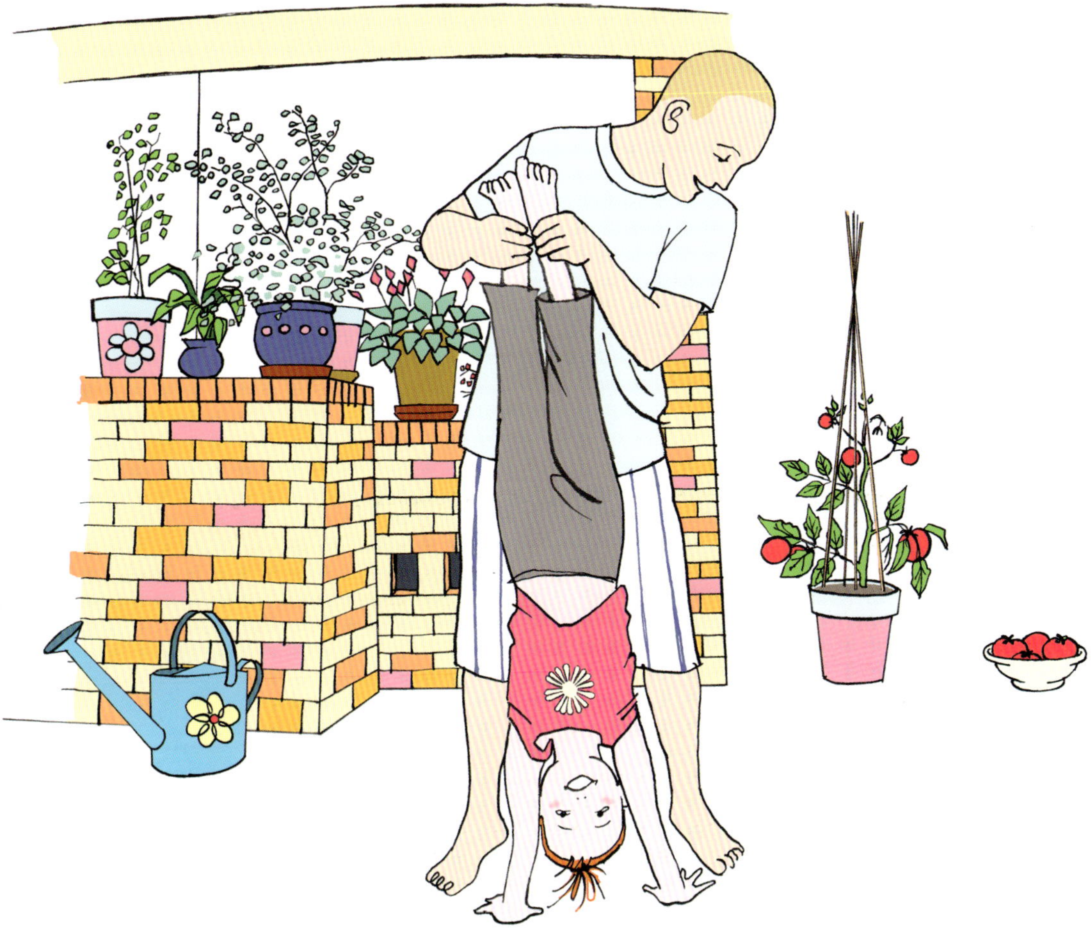

胳膊就是用来做倒立的吧？

Is this what arms are for?

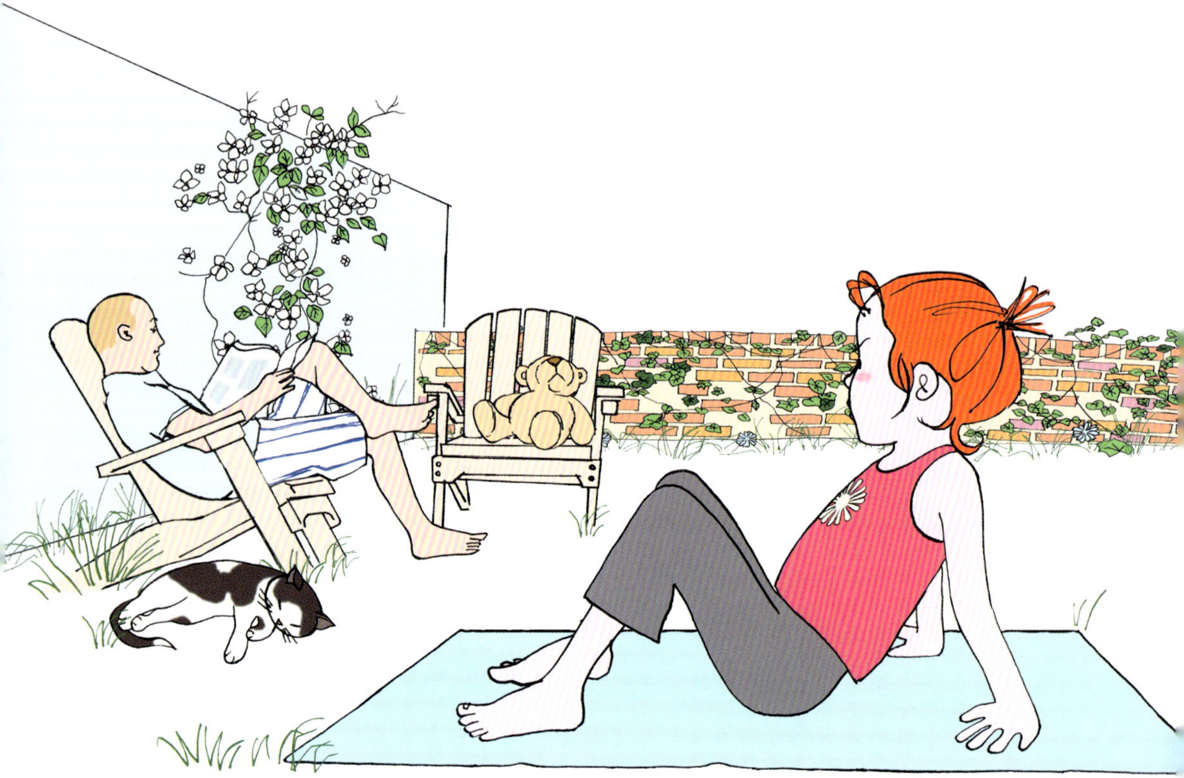

爸爸，爸爸，看我！

Daddy, Daddy, watch me！

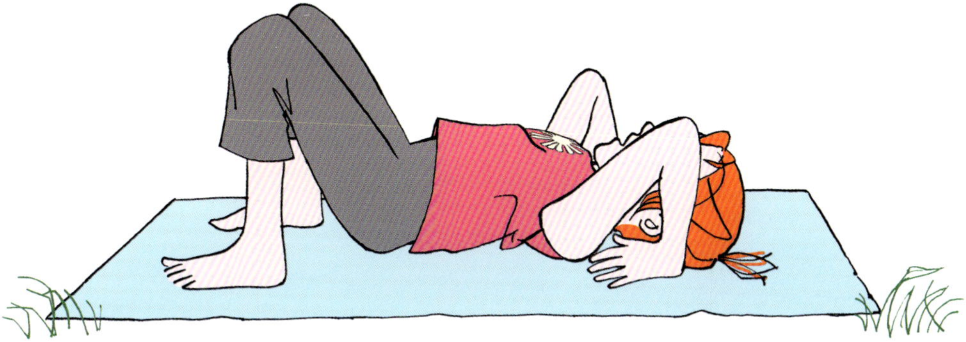

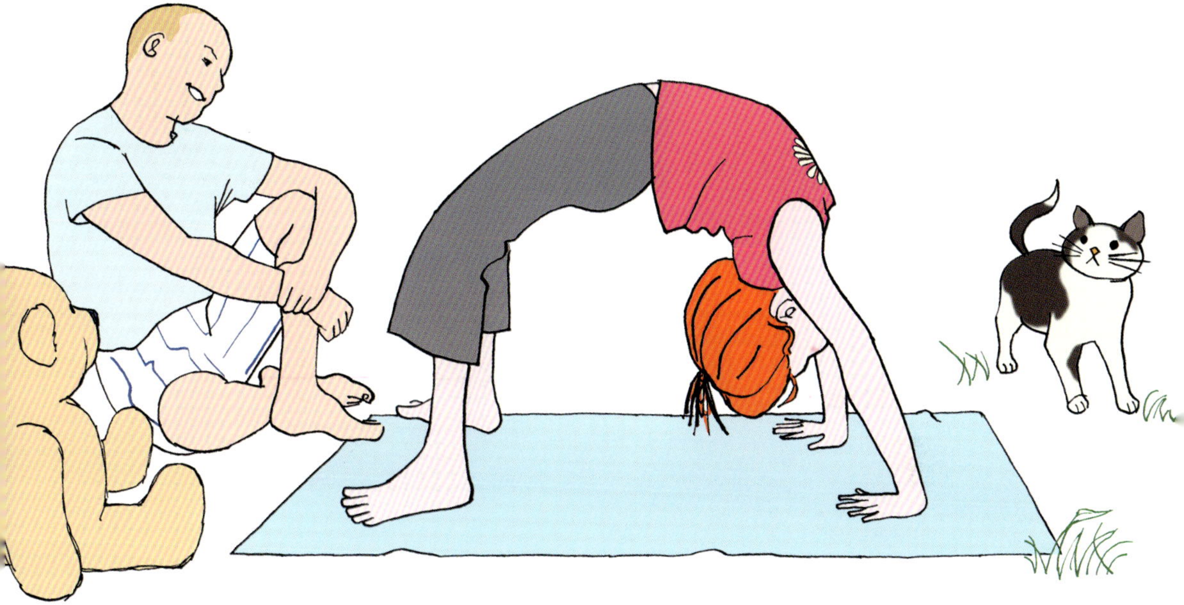

仰卧在垫子上，双手、双脚向下推，抬起脊柱和后背。

Lie down upon the mat, then push my hands and feet down,

and lift my spine and back.

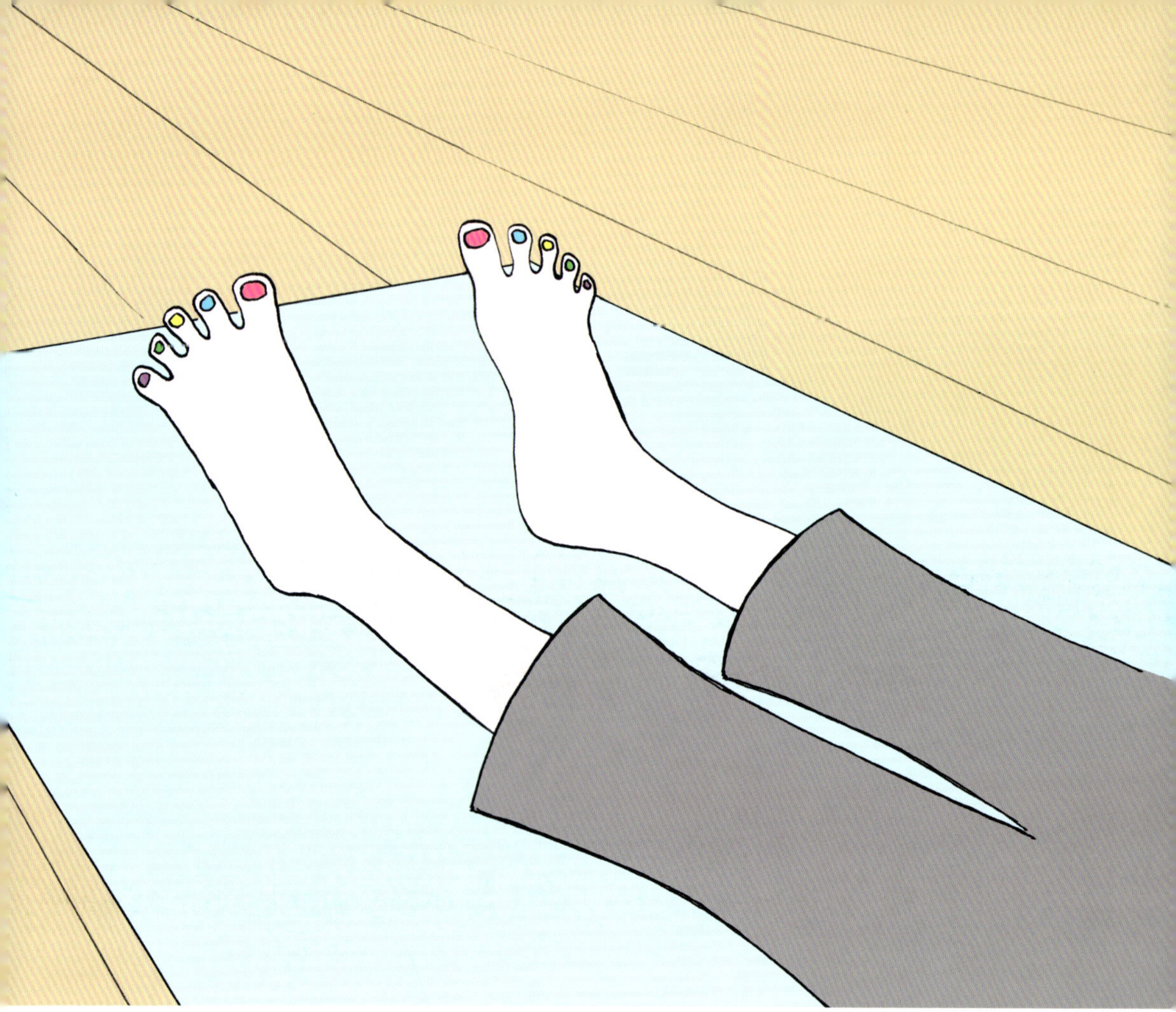

看我坐在瑜伽垫上并伸展双腿。

你能像我一样摆动脚趾吗？

See me sit with legs outstretched.

Can you wiggle your toes like me?

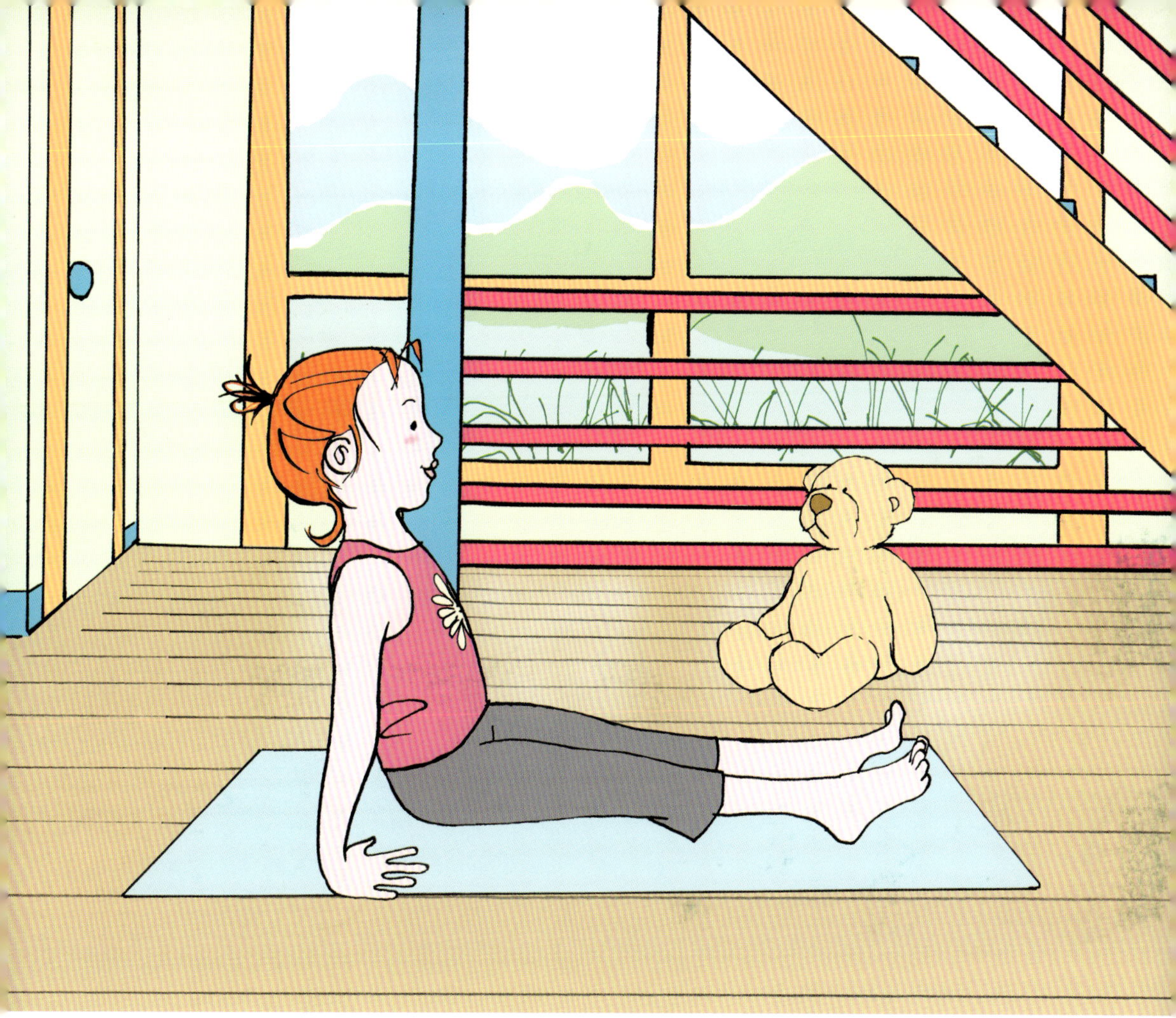

我能坐得又稳又挺拔。

你能像我这样吗？让我们看看吧！

I can sit up straight and strong.

Can you lift your chest? Let’s see!

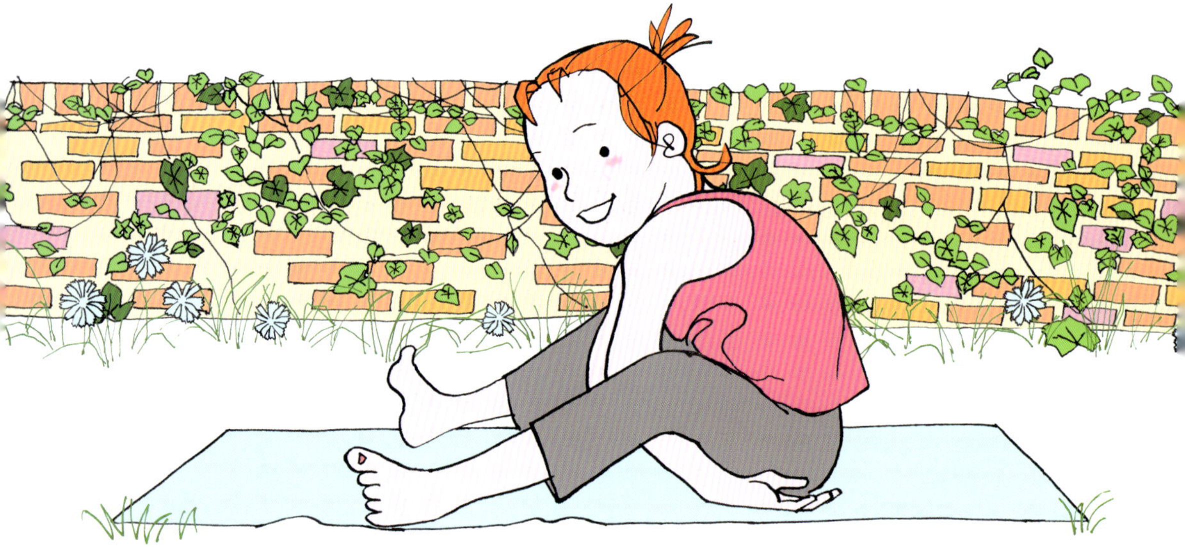

嗨，妈妈，我们一起练瑜伽吧！

Hey, Mommy, let's do yoga!

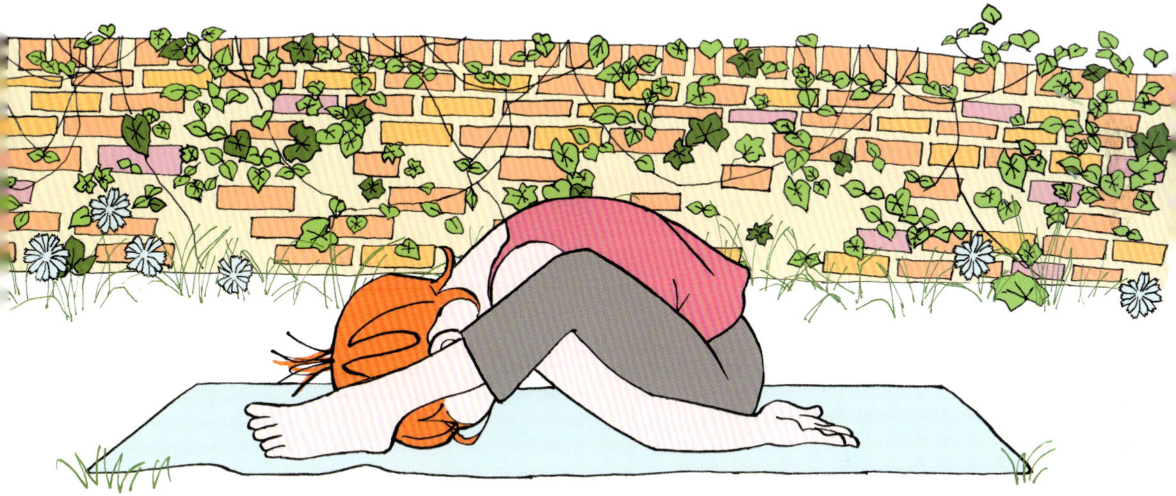

看我的龟式。

See my Tortoise Pose.

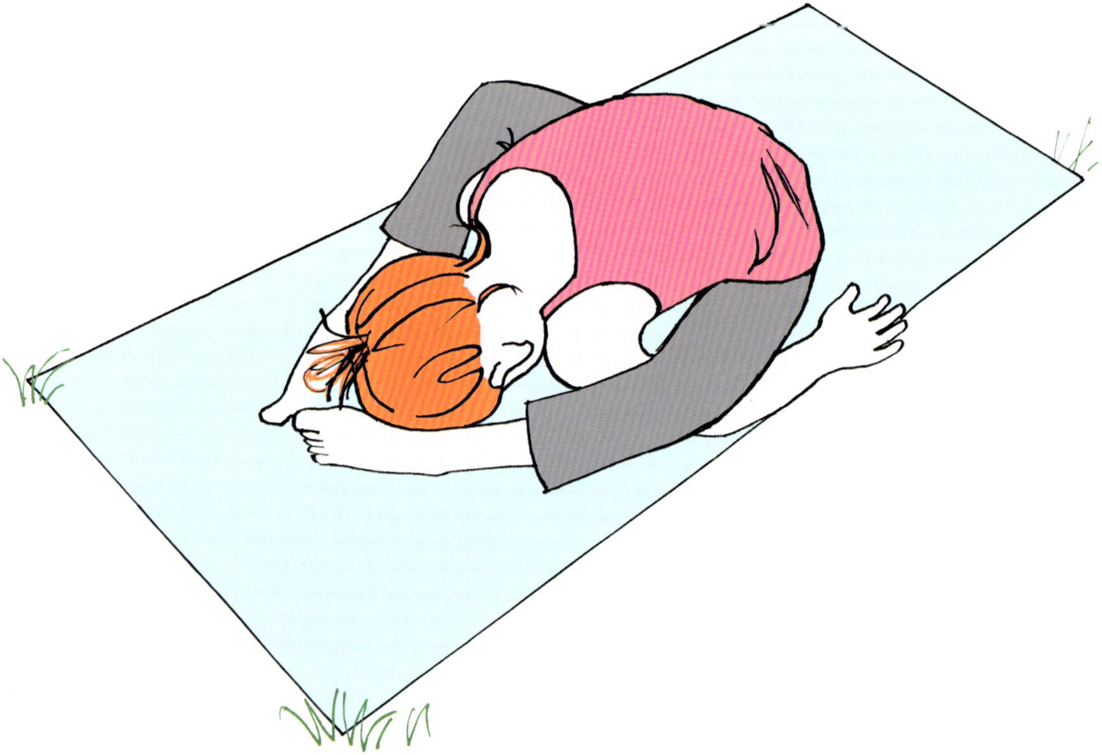

我能在“壳”里睡觉。

I can sleep inside my shell.

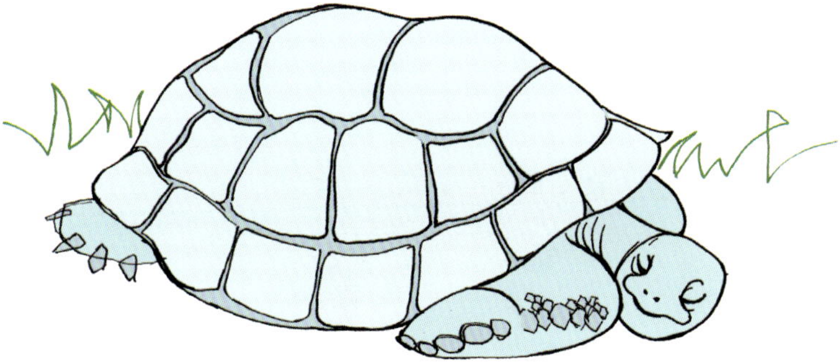

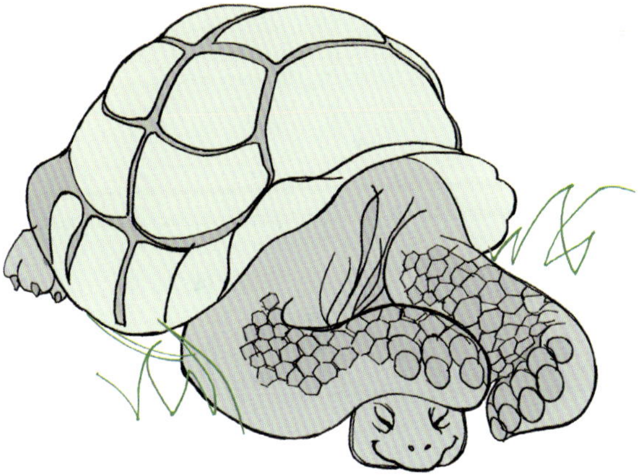

睡呀，睡呀，睡呀。

And doze, and doze, and doze.

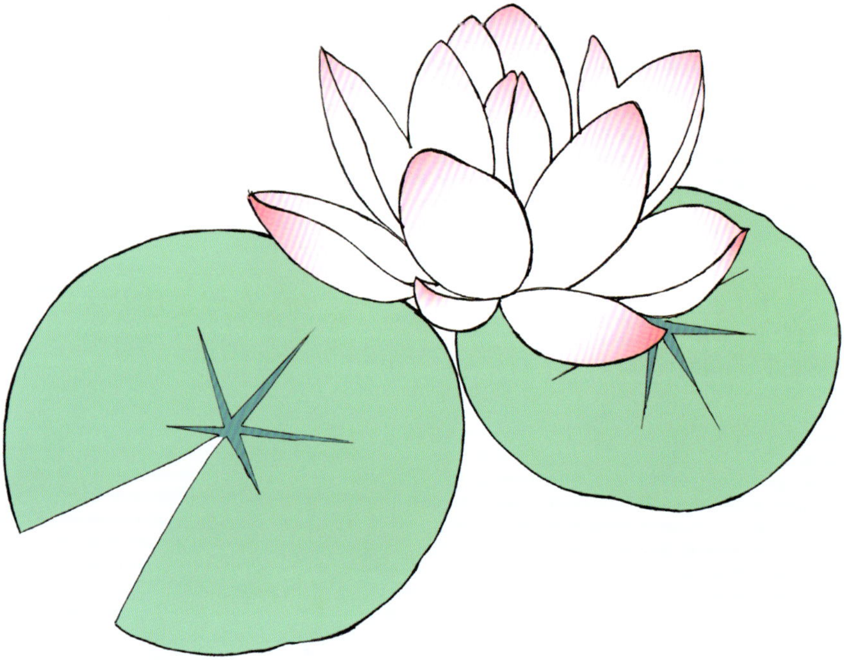

湖面上，莲花盛开。

A lotus flower blossoms on the surface of the lake.

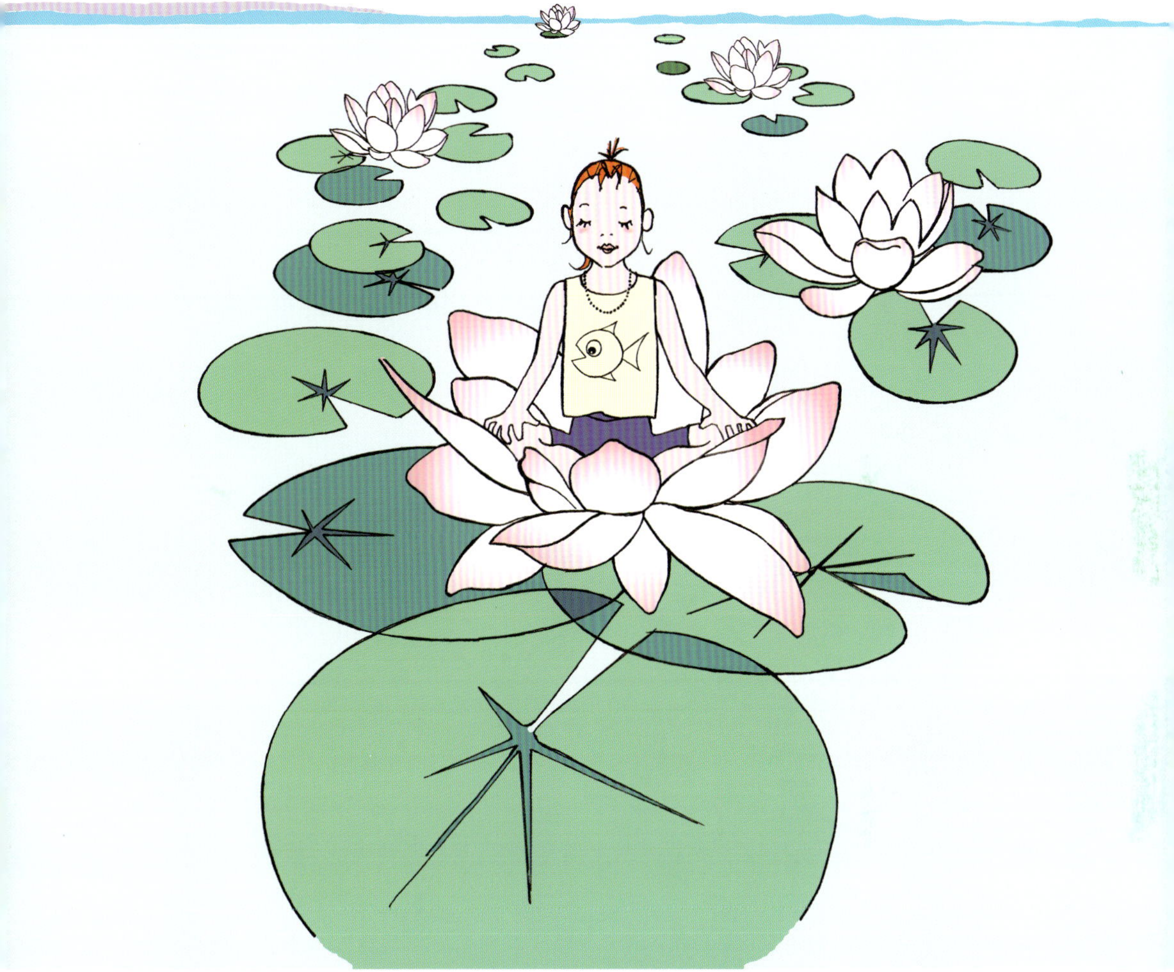

我盘起双腿，闭上眼睛，静坐。

I fold my legs toward me, eyes closed, to meditate.

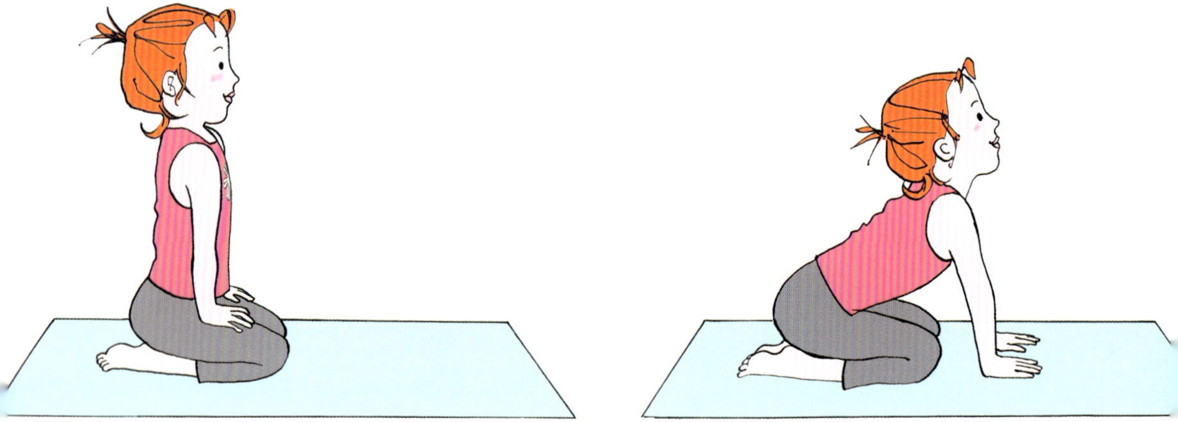

儿童式很容易，

我用这个体式结束练习。

Child’s Pose is easy, I finish with this pose.

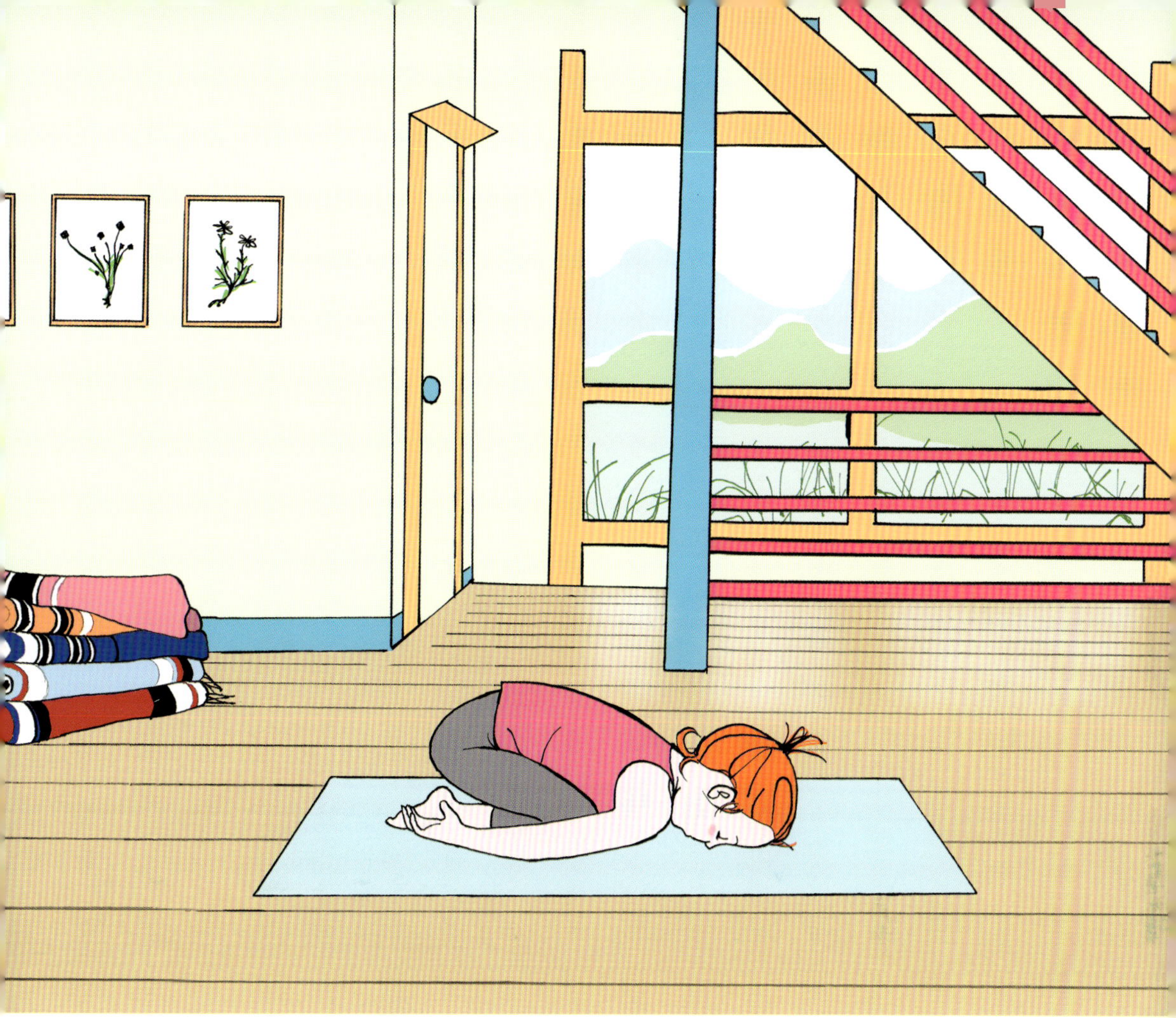

我跪坐，然后把头放在瑜伽垫上，

让鼻子贴近大地。

I kneel, then put my head down,

so the ground is near my nose.

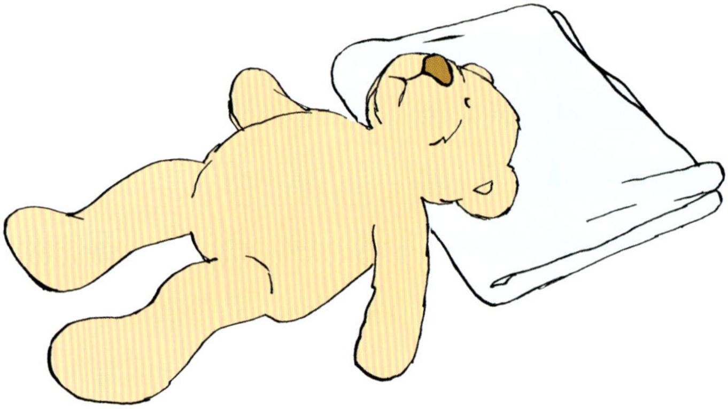

呼呼，均匀地呼吸，休息会儿吧。

Hoop, take a deep breath and take a break.